PRÉSERVATIFS ET REMÈDES

CONTRE

LE CHOLÉRA.

PRÉSERVATIFS ET REMÈDES

CONTRE

LE CHOLÉRA

D'APRÈS LES RLUS CÉLÈBRES MÉDECINS
ET LES PLUS RÉCENTES EXPÉRIENCES; PRÉCÉDÉS DE
L'HISTORIQUE DU FLÉAU,
ET DE DOCUMENTS NOUVEAUX ET INTÉRESSANTS.

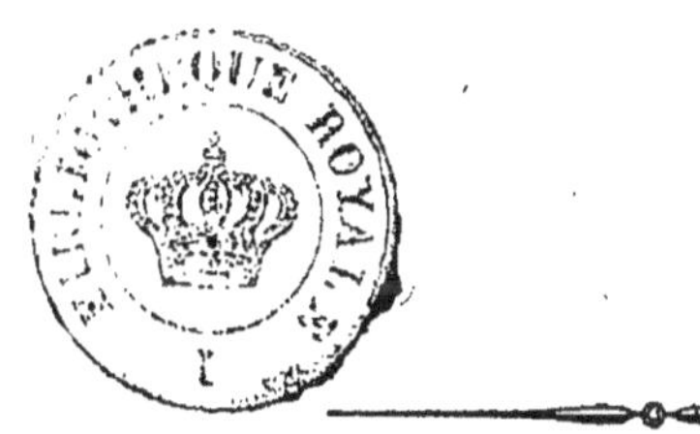

PARIS.

PECCATTE, LIBRAIRE, PASSAGE VERDEAU, 27.

1847

LE
CHOLÉRA A PARIS
EN 1847.

Cas de choléra à Paris, et marche générale du fléau.

Le choléra asiatique est à Paris.

Un cas parfaitement caractérisé, absolument indéniable, vient de se produire à l'hôpital Cochin.

Un autre, non moins évident, a aussi été constaté en ville, rue des Boucheries Saint-Germain.

Ces nouvelles, dénoncées au public par tous les organes de la presse, ne sont point des nouvelles pour les hommes de l'art; ils savent que le choléra n'a pas quitté Paris depuis son invasion de 1832. Mais le public, qui l'ignorait, s'effraie en l'apprenant, et en apprenant en même temps que le gros du fléau, franchissant ses frontières naturelles de l'Asie, a fait irruption en Europe par la Turquie et par la Russie, et menace de s'avancer vers la France par le sud et par le nord.

Constatons d'abord que son séjour prolongé parmi nous depuis 1832, pendant quinze ans, sans le moindre progrès, prouve définitivement qu'il n'est pas contagieux.

Constatons en second lieu que cette année, en Turquie (sauf à Trébizonde) et en Russie (sauf à Voromège), il est beaucoup moins terrible dans ses effets que pendant sa précédente invasion en Europe.

Constatons surtout que si la France était condamnée à le subir une seconde fois comme grande épidémie, il y serait combattu avec plus d'efficacité que la première fois. L'éther, sans tenir compte des autres moyens dont nous sommes armés contre lui ; l'éther, qui a fait et fait chaque jour des miracles d'une bien autre force ; l'éther, à lui seul au besoin, se chargerait de sauver toutes les personnes atteintes. On peut s'en convaincre par les faits certains, positifs, incontestables que nous aurons à citer. Mais n'anticipons pas ; signalons avant tout les évolutions, les caractères et les effets du fléau depuis le moment où il s'est agité de nouveau dans ses contrées favorites de l'Asie pour s'élancer de nouveau sur l'Europe.

Premiers mouvements extraordinaires du choléra en Asie dès 1845, et ses progrès en Europe en 1846 et 1847.

En quittant la France en 1832 le choléra alla visiter successivement l'Espagne et le Portugal, revint en France, dans le midi, traversa les Alpes, parcourut l'Italie, reprit ensuite le chemin du nord par le Tyrol, pénétra en Autriche, en Bavière, en Prusse, en Gallicie et rentra en Asie sans sévir une seconde fois dans aucune partie de la Russie d'Europe. En Asie même il cessa pour un temps d'être une grande et terrible épidémie.

Mais il se réveilla en 1845, s'agita, s'étendit de nouveau, se porta avec la vitesse de l'éclair d'un royaume de l'Asie dans un autre, comme pour s'essayer à s'élancer encore au-delà de sa sphère d'action habituelle.

En septembre 1845 il se développe à Hérat, centre de l'ancienne Perse, et atteint tout à coup au nord-est de cet empire, Samarcande, dépendance de la Chine, et au sud-est, Bagdad, frontière de l'Arabie.

En décembre il envahit Téhéran, à quelques pas de la mer Caspienne, et La Mecque, à quelques pas de la mer Rouge.

En août 1846 il s'avance sur la route de Tauris, se retourne brusquement, vole vers Ispahan, se retourne encore, et cette fois c'est bien pour fondre sur Tauris.

En septembre, octobre, novembre et décembre il court, décrivant courbes sinueuses, angles, ricochets de toutes sortes, à Serab, à Khoï, à Mehrand, à Chounder, à Mechkan, à Karadagh, à Mecchled, Nichabour, Kabouchan, etc.

En janvier 1847 et mois suivants le voilà en Europe et en Asie, en Perse, en Russie, en Turquie, à Trébizonde, à Moscou, à Talisch, à Salian, à Chemakha, à Bakou, à Derbent, à Tiflis, Kislar, Astracan, Piatigorsk, Kharkhoff, Tcherscask, Constantinople, Saint-Pétersbourg, en route au nord pour Varsovie et Berlin, en route à l'est pour Rome et Vienne.

Aujourd'hui il est en pleine marche vers la

Prusse, la Belgique et la France ; mais il a perdu en grande partie ses caractères meurtriers.

Il a sévi avec violence en 1845.

Il s'est affaibli, tout en continuant à s'étendre, en 1846.

Il est vraiment presque partout bénin en 1847.

Mais à son premier réveil, il a décimé Hérat et Samarcande.

A Bagdad, ville de 80,000 âmes, il tuait 4 à 500 personnes par jour.

A Téhéran, ville de 130,000 âmes, il a immolé 9,000 victimes et chassé loin de sa capitale le Schah de Perse et sa cour.

A Tauris 6,000 morts.

Ensuite, bénin à Serab, Khoï, Mehrand, Chounder, Mechkan, Karadagh, dans tout l'Azerbaïdjan, il l'a été plus encore dans la Géorgie, notamment à Tiflis, malgré les ardentes chaleurs qu'il y a rencontrées ; dans le Shirva, notamment à Salian, malgré la malpropreté des habitants de cette ville et les marécages infects dont elle est environnée.

La Russie et la Turquie d'Europe, qu'il avait d'abord épouvantées, sont rassurées maintenant. Sans doute il y frappe encore un très grand nombre de personnes, mais presque toujours lorsqu'il est combattu à temps, il n'y est pas mortel. Dans beaucoup de localités il n'est guère plus dangereux que la cholérine.

Mettons sous les yeux de nos lecteurs tous les documents les plus propres à développer et à compléter le résumé si bref que nous venons de faire.

DOCUMENTS DIVERS.

Historique officiel tracé par le capitaine russe Motchulski.

DU CHOLÉRA EN 1847.

Cette année c'est dans le Caucase que s'avance de nouveau le choléra ; il revient de l'Inde par le Khorassan et le Moquederan. Il longe les rives de la Caspienne et pénètre en Russie d'un côté par Derbent, Kislar et Astrakan, de l'autre par Tauris, Tiflis et Piatigorsk, et se jette sur les cosaques du Don.

Le choléra règne rarement plus de six semaines dans un même endroit, et, dans ce laps de temps, il suit une marche ascendante pendant trois semaines, et il décroît pendant les trois autres.

En examinant attentivement la marche progressive et la direction géographique du choléra, on voit que la maladie s'est montrée plus violente et plus persistante vers l'équateur que vers les pôles. Cela explique pourquoi les moyens employés contre le choléra dans l'Inde ont presque complétement manqué leur effet dans l'Europe septentrionale.

Ainsi, à Orenbourg et à Saint-Pétersbourg, qui sont situés presque sur la même courbe isodynamique, la maladie, à époques différentes, éclate, se manifeste et symptomatise de la même manière ; on jouissait de l'été à Orenbourg, et l'on avait 24 degrés de froid à Saint-Pétersbourg.

A Palerme, au contraire, qui se trouve être sur la même courbe que le nord de l'Inde, le choléra sévit avec la même violence que dans cette dernière contrée, de telle façon qu'en six semaines de temps plus d'un sixième de la population, c'est à dire environ 26,000 habitants devinrent victimes de l'épidémie.

La rapidité avec laquelle la maladie s'avance dans l'espace est assez remarquable. Ainsi, dans les quatorze derniers jours de juillet, elle parcourut toute la distance de Tcherkask à Kharkoff, c'est à dire fit chaque jour environ quatre milles d'Allemagne (de 15 au degré).

Le choléra de 1831 pénétra en Europe principalement en suivant les courbes isodynamiques de 1, 2 et 1, 3 ; celui de cette année suit plus particulièrement celle de 1, 4 (selon Huysten, qui fait correspondre la courbe à la valeur de 39). Il est donc présumable que le choléra sera, au total, plus faible que celui de 1831, et jusqu'à présent il l'est en effet. Dans les endroits où, en 1830 et 1831, cent personnes et plus tombaient malades par jour, on n'en compte pas cette année plus de vingt-cinq, vingt, dix-huit et même moins ; là où, à la première de ces époques, le quart à peine des malades recouvraient la santé, aujourd'hui il en guérit la moitié, les deux tiers, les trois quarts et même une plus forte proportion.

Les symptômes du choléra de cette année peuvent se diviser en trois périodes : le malade ressent d'abord des vertiges et une faiblesse désagréable dans les genoux ; les pieds et les mains deviennent froids ; ces symptômes sont suivis ou d'une atonie de la sensibilité et d'une torpeur successive des nerfs, sans vomissements ni dyssenterie, ou bien ces deux derniers symptômes se manifestent avec plus ou moins de violence, et sont accompagnés de mouvements convulsifs et de crampes ; enfin ces crampes deviennent terribles, et, au milieu de douleurs affreuses, les poumons ou le cerveau se paralysent.

Ordinairement, avant l'apparition du choléra, on a observé une irritabilité particulière dans les organes de la respiration. Même au milieu de l'été et pendant les fortes chaleurs, et sans sortir de sa chambre, on est pris par un rhume violent qui s'en va avec la même rapidité, souvent après une ou deux heures de durée seulement. Pendant que le choléra séjourne dans une localité, les hommes, même très bien portants, sentent ordinairement un certain affaiblissement dans l'estomac et dans les genoux, une grande disposition au vertige, ou au moins une grande pesanteur dans la tête, symptôme qui disparaît aussitôt qu'on a transpiré.

La maladie ne menace ordinairement la vie que pendant les quatre ou douze premières heures ; le malade qui survit à la douzième heure est ordinairement sauvé. La plupart meurent à la huitième heure.

Lorsque la maladie est parvenue au dernier degré, il est rare qu'on puisse y remédier ; cependant, le traitement suivant a été employé dans la Russie méridionale avec un résultat de six guérisons sur neuf malades. (1)

En ce moment, seize gouvernements russes sont visités par le choléra, et le fléau a franchi le Dniéper. Mais on peut dire qu'il ne sévit nulle part avec vigueur, et que, presque partout, il décroît ou tend à décroître.

(1) Voyez ce traitement, page 24, où nous avons cru devoir le placer, pour qu'il soit réuni aux autres méthodes de guérison auxquelles on a eu recours.

CORRESPONDANCES.

Extrait d'une lettre écrite de La Mecque le 15 décembre 1845.

Il meurt ici plus de trois cents personnes par jour. Le fléau frappe les victimes d'une sorte de paralysie qui les emporte en quatre, cinq, six heures. On ne sait comment le combattre. La terreur, le désespoir règnent partout dans cette malheureuse ville.

On se sature inutilement du célèbre *baume de La Mecque*, comme préservatif. Quelques-uns en ont bu même, et à si fortes doses qu'ils en sont morts sans avoir été atteints par lecholéra.

Le fameux temple de la *Caaba*, presque toujours fermé et d'un si lugubre aspect à cause de l'immense étoffe de soie noire qui le recouvre en tout temps, a été ouvert à la piété des fidèles. On s'y est précipité. Un grand nombre croyaient devenir invulnérables en obtenant la faveur d'y entrer. Plusieurs étaient frappés par le fléau en sortant.

Le puits de *Zemzem*, où l'on se purifie, n'a préservé personne non plus. Quelques cas de choléra se sont déclarés dans le puits même pendant les cérémonies des purifications.

Extrait d'une correspondance expédiée de Tauris à la fin de décembre 1846.

Nous avons eu un mois de choléra. En moyenne, deux cents personnes succombaient chaque jour. Généralement, c'étaient les individus adonnés à des excès. Les autres résistaient assez bien. La moitié de la population, qui est de plus de cent mille âmes, a eu le choléra a des degrés différents. Pour un grand nombre, il n'est guère plus violent et funeste que les convulsions ordinaires, dont quelques personnes sont tourmentées en Europe. La convalescence même est très courte. Le général Ferrier, jeune et brillant français au service du schah de Perse comme le général Allard était au service du roi de Lahore, s'est trouvé à Tauris pendant le choléra ; il a été visité par la maladie, et s'en est facilement et promptement débarrassé en suivant, a-t-il dit, le traitement prescrit par M. Raspail.

Extrait d'une dépêche partie d'Erzeroum le 1ᵉʳ janvier 1847.

Je puis bien dire que le choléra a bloqué Erzeroum et en a fait le siége sans parvenir à y entrer. Il s'est littéralement présenté aux portes de la ville, et s'en est allé presque aussitôt, nous laissant quittes pour la peur et marchant rapidement vers l'ouest pour aller visiter l'Europe, ce qu'il fait ou *a l'air de faire* en sautant pardessus le Caucase, pardessus les fleuves, pardessus différents points des frontières naturelles et autres de la plus ancienne partie du monde.

Je dis ou *a l'air de faire*, car vraiment sa marche est une énigme qui se pose de nouveau tous les jours sans jamais se laisser deviner. Le choléra *suit et ne suit pas* les cours d'eau, l'impulsion des vents, la direction des chaînes de montagne. Tantôt il descend un fleuve, tantôt il le remonte ou le coupe ou le tourne. Il fait tout, et c'est pourquoi l'on n'est sûr de rien avec lui. Les tours qu'il nous a joués sont incalculables et de la plus étonnante bizarrerie.

Erzeroum est dans une vaste plaine, au pied d'une gigantesque montagne. Aux approches du fléau, quelques habitants de la ville sont allés camper au sommet de cette montagne, pour y respirer un air plus pur et mieux se défendre contre la maladie. Le choléra en a frappé immédiatement deux sur cinq. Les survivants se sont hâtés de revenir dans la cité et se sont trouvés parfaitement à l'abri comme tous les autres habitants restés dans leurs foyers. Voici une autre bizarrerie. Dans la plaine, hors de la ville, du côté du bras septentrional de l'Euphrate, un village a été décimé par le choléra ; mais ce ne sont pas les hommes ni les femmes ni les enfants qui ont été atteints, c'est le bétail.

ce sont les animaux domestiques, jusqu'aux chats; c'est la volaille, les oiseaux, et jusqu'aux insectes. Les poissons ont été seuls exceptés. Dans la campagne on a trouvé mortes un grand nombre de bêtes sauvages. Ce qui est curieux, c'est qu'on y a rencontré une chèvre jaune et un de ces bœufs à *queue de cheval ondoyante*, servant à marquer les dignités militaires en Orient : animaux qui ne vivent pas ordinairement dans le voisinage d'Erzeroum.

Bref, nous en avons été quittes pour la peur, comme je l'ai dit; mais le fléau est si capricieux qu'il peut bien revenir, et cette fois, pour varier encore ses évolutions bizarres, ravager la ville sans faire aucun mal à la campagne.

DOCUMENTS

FOURNIS PAR LES JOURNAUX.

Ajoutons aux documents qui précèdent une revue rapide de tout ce qui a été dit dans les feuilles publiques ordinairement les mieux informées. Suivons purement et simplement l'ordre chronologique et reproduisons les extraits tels qu'ils ont été donnés dans ces feuilles.

JOURNAL DE CONSTANTINOPLE *du 25 juillet* 1847.

On écrit de Jassi que des nuées inimaginables de sauterelles, après avoir commencé à exercer les plus désolants ravages sur les récoltes de la Moldavie et de la Valachie, ont été complétement détruites en quelques jours par une sorte de choléra dont elles ont été presque subitement frappées dans toutes les parties du pays.

Cette nouvelle doit être la même que la suivante exposée en ces termes par les journaux français du 20 au 25 août.

La Moldavie et la Valachie ont été récemment la proie des sauterelles. Les masses qui avaient pris la direction des districts à l'ouest de la Moldavie, ont été refoulées par les vents du nord vers la mer Noire, tandis que les autres, arrivées dans le district de Valorni, au moment où elles campaient dans un champ, ont été atteintes d'une maladie inconnue et détruites en une nuit.

BOSPHORE *du 20 août* 1847.

Le choléra s'approche de plus en plus de l'Europe. Des lettres de Trébizonde annoncent qu'il s'est déclaré à Kars (Arménie). La maladie est aussi à Taganrock (Crimée).

Du reste dans chacune de ces deux villes le nombre des personnes atteintes est peu considérable, et la maladie peu violente.

LLOYD AUTRICHIEN *du 24 septembre* 1847.

La ville de Perecope, située à cinquante lieues allemandes d'Odessa, a été envahie par le choléra. A Taganrock et à Mariampoul, deux ports de la mer d'Azow, la maladie a déjà cessé.

PATRIE *du 4 octobre* 1847.

On écrit encore de Trébizonde : Notre ville a payé cher sa fertilité, sa verdure de paradis terrestre et son abondance de fruits. C'est cette abondance même qui a facilité le développement du choléra. Cette prodigieuse quantité de melons, pêches, raisins, figues, pastèques, qui forment le fonds de la nourriture quotidienne de la classe pauvre en Turquie, a produit de mortelles dyssenteries.

Les ravages ont été terribles, en effet, dans cette malheureuse ville. Heureusement le fléau a enfin presque entièrement cessé. La mortalité y est encore, il est vrai, de dix à quinze décès par jour, mais on doit l'attribuer à d'anciennes atteintes qui se terminent fatalement, moins par le fait même de la maladie que par suite d'excès imprudents dans le régime diététique. Les individus atteints dernièrement ne présentaient pas d'emblée les symptômes caractéristiques du mal, qui, moins violent, cédait facilement aux moyens dirigés contre lui.

GAZETTE DE FRANCE *du 26 octobre* 1847.

Nous pouvons aujourd'hui donner quelques renseignements plus rassurants sur la marche du choléra.

Le gouvernement français vient d'apprendre par nos consuls que le fléau présente cette année en Russie des caractères moins terribles que lors de ses précédentes apparitions.

Depuis le 24 septembre, aucun nouveau cas n'a été observé dans la ville de Saratof. L'épidémie diminue ou s'éteint de même dans la plupart des autres parties de l'empire.

L'académie des science de Saint-Pétersbourg a fait mettre au concours l'*Histoire du choléra*. Un prix de trois mille roubles sera donné au meilleur mémoire sur ce sujet.

CONSTITUTIONNEL *du 5 novembre* 1847.

Il résulte des rapports officiels du gouvernement russe, que du 30 septembre 1847 au 19 octobre suivant, deux cent vingt-deux personnes ont été frappées par le fléau à Moscou, et que, sur ce nombre, soixante-six seulement ont succombé.

La maladie, continuant sa marche, s'est avancée vers le nord, dans le gouvernement de Novogorod; mais jusqu'à présent il n'y a eu que quatre cholériques, parmi lesquels un seul a succombé, le 15 octobre.

D'un autre côté le choléra s'étend vers le sud, et a pénétré à Kief, où sur dix malades cinq sont morts. Kief est le point le plus occidental que le fléau ait envahi.

Le Courrier français, le Siècle, la Presse, le National, la plupart des autres journaux de Paris, s'accordent à dire, d'après leurs correspondances, que la maladie ne présente nulle part cette année les caractères épouvantables qu'elle avait autrefois.

MORNING CHRONICLE *du 6 novembre* 1847.

Nous engageons les habitants des grandes villes, et surtout ceux de Londres, à se prémunir contre le fléau. Depuis seize ans la population de Londres s'est accrue d'un quart de million, et cette ville n'est ni plus propre ni plus saine que lorsqu'elle fut visitée par l'épidémie une première fois. Dans les deux dernières années le chiffre moyen des décès a monté à vingt personnes de plus que pendant les années précédentes : sinistre progrès qui dénote une détérioration générale dans la santé publique. Parmi ceux qui n'ont pas succombé, la détresse, qui sera très grande cet hiver, aggravera encore la prédisposition à la maladie. La population n'est réellement pas prête à résister aux attaques du choléra.

Nous apprenons qu'un cas évident de choléra spasmodique s'est montré à Kiel, dans le Holstein, et Kiel, en face de l'Angleterre, n'est pas à cinquante milles de nos côtes.

IMPARTIAL DU NORD du 7 novembre 1847.

Un cas de choléra vient d'être constaté dans la commune de Marly, aux portes de Valenciennes, par un médecin de cette ville.

GAZETTE DES HOPITAUX, de Paris.

On se préoccupe beaucoup, et dans le monde médical, et dans le public de l'apparition dans les contrées lointaines et de la marche du choléra. Le souvenir encore récent de l'épidémie terrible de 1832 revient naturellement à l'esprit et donne à beaucoup de personnes lieu de craindre qu'en effet il ne suive la même marche qu'alors et ne finisse par envahir de nouveau la France. Jusqu'à présent il n'est rien qui donne un fondement bien réel à ces suppositions. Cependant il est utile dès aujourd'hui de se tenir sur ses gardes afin de ne point être surpris si un pareil malheur venait à se renouveler.

Nous sommes encore probablement, quoi qu'il arrive, assez loin du moment où le choléra asiatique, s'il vient jusqu'à nous, éclatera avec l'intensité qu'il avait il y a quinze ans ; dans les pays même où il sévit actuellement, il ne semble pas exercer les mêmes ravages qu'à cette époque. Mais, nous le répétons, comme il est impossible d'assigner, même approximativement, la marche du fléau et son époque d'arrivée dans nos contrées, il est utile que chacun porte à la connaissance du public médical les faits pouvant avoir quelque portée qu'il serait à même d'observer.

Il n'est pas d'année où l'on n'observe à Paris un certain nombre de cas de choléra sporadique ; mais nous venons de voir il y a deux jours, à l'hôpital Cochin, un fait que nous ne croyons pas pouvoir rapporter à une autre affection qu'au choléra asiatique, bien confirmé, caractérisé par l'ensemble des phénomènes que l'on s'est accordé à regarder comme pathognomoniques. Avant même que la maladie soit complétement terminée, nous nous empressons d'exposer les détails de cette observation, que l'état actuel des esprits rend encore plus digne d'intérêt, et dont nous suivrons attentivement les diverses phases.

Il s'agit d'un homme de 35 ans couché au n° 9 de la salle Saint-Jean, entré à l'hôpital le 1er novembre.

Depuis huit jours il était pris de dévoiement, qu'il attribue à ce que peu auparavant il avait mangé une grande quantité de raisin.

Il n'avait fait du reste aucun excès, n'avait pas eu d'indigestion et avait vécu sobrement.

Il avait continué ses occupations jusqu'au 30 octobre.

Le 31 au matin il eut deux ou trois selles liquides, sans douleurs, non mélangées de sang. Les matières étaient d'un jaune-verdâtre, extrêmement fétides, abondantes. Dans la journée plusieurs selles nouvelles, semblables à de l'eau blanche. Obligé de suspendre son travail à cause de la faiblesse rapidement survenue, il s'est fait transporter à l'hôpital. Abattement extrême, perte de l'appétit. Dans la journée du 31 et la nuit du 31 au 1er, il a eu plus de soixante selles accompagnées de douleurs de ventre assez violentes.

Voici l'état que l'on constate le 1er novembre, au moment de l'entrée du sujet :

Envies fréquentes et sans résultat d'aller à la selle, avec quelques douleurs de ventre, mais sans chaleur au fondement. Nausées et vomissements de matières blanchâtres. Le malade urine rarement et peu à la fois. Soif inextinguible, qu'il n'a pu calmer, même par des boissons abondantes. Crampes continuelles, surtout dans les membres inférieurs. Le malade a remarqué que les vomissements étaient plus abondants dans les moments où les crampes redoublaient d'intensité. Sentiment de froid général, principalement aux extrémités, qui sont cyanosées d'un blanc tirant sur le violet. Pas de sueur. Sentiment d'étouffement comme si une barre comprimait l'épigastre. Pas de toux. Un peu de douleur de tête. Intelligence nette.

La femme du malade déclare que son mari est entièrement changé depuis la veille. Ses yeux sont en effet enfoncés, excavés, entourés d'une auréole brunâtre. Les traits de la face sont tirés. Les joues creuses. Le nez pincé, effilé, violet. Les lèvres sont également bleuâtres : tous phénomènes que sa femme dit faire un contraste frappant avec son état ordinaire, car il avait la figure *rougeaude*, suivant l'expression de cette femme.

Langue d'un blanc nacre. Bouche pâteuse. Ventre douloureux à gauche sur le trajet du colon descendant.

Pouls à 76 par minute, petit, mou. Rien dans le cœur ni dans les poumons. Respiration normale. Voix faible et cassée. (Voyez le traitement page 20.)

Le 3 novembre au matin, état plus satisfaisant. Le malade se reconnaît en effet mieux. Il a eu encore dans la nuit plusieurs selles signalées par l'infirmier comme blanchâtres, grisâtres et fétides. Crampes moins fortes. Extrémités moins froides. Quelques vomissements encore pendant la nuit. Ventre sans douleurs. Abdomen aplati hier, sonore aujourd'hui. Rien dans la vessie, cependant le malade n'a pas pu uriner depuis hier matin. Soif toujours vive. Hoquet, mais peu fréquent. Voix toujours faible et cassée. Couleur normale revenue aux extrémités, néanmoins restées froides. Langue blanchâtre et affranchie d'une teinte violacée qu'on distinguait hier sous la couche de blanc de nacre. Yeux excavés entourés d'un cercle brun. Point de côté douloureux augmentant avec la respiration. Rien dans la poitrine. Pouls à 88. (Voyez la prescription page 20.)

Le 3 novembre encore quelques vomissements et quelques selles dans la journée d'hier. Matières d'un blanc tirant sur le jaune. Ventre sans douleur. Peau chaude même aux extrémités. Pouls 72 à 76. Encore un peu de hoquet. Respiration calme. Il a uriné depuis hier. Crampes disparues.

Langue molle, blanchâtre. Soif moins vive. (Voyez la prescription page 20.)

Depuis cet état du 3 novembre, il est évident que le malade est dans une position tellement satisfaisante qu'on peut le considérer comme guéri, et cependant les symptômes qu'il a présentés au début étaient assez tranchés pour qu'il fût impossible de méconnaître un choléra assiatique parfaitement caractérisé.

D'après les nouvelles des pays étrangers qui nous sont parvenues depuis quelque temps, ce fait rentrerait dans la catégorie de ceux qui nous ont été signalés dans la nouvelle épidémie, et qui aurait ceci de particulier que la marche en est moins rapide, moins foudroyante qu'autrefois, et que l'apparition en est précédée pendant quelques jours de prodromes qui fixent l'attention des médecins, et laissent un temps suffisant pour agir.

REMÈDES.

Et d'abord le cholérique de l'hôpital Cochin ne s'est pas guéri de lui-même, sans le secours des hommes de l'art, sans traitement, sans remèdes. Voyons donc les prescriptions dont sa maladie a été l'objet et qui ont si pleinement réussi.

Le 1ᵉʳ novembre au matin.

Tilleul gommé.
Glace en morceaux.
Ventouses scarifiées sur le ventre.
Julep gommeux avec sirop diacode 30 gr.

Cataplasmes laudanisés sur le ventre.
Boule d'eau chaude aux extrémités.
Sinapismes.

Le 2 novembre.

Glace continuée à l'intérieur.
Deux pots de pommade édulcorée avec le sirop de gomme.
Potion diacodée

Quatre ventouses scarifiées sur le point douloureux.
Demi-tasse de bouillon froid.
Extrémités tenues chaudes.

Le 3 novembre.

Julep.
Sirop d'éther, 8 grammes.
Quelques morceaux de glace.

Si le hoquet persiste vésicatoire sur la région épigastrique.

ETHER.

GUÉRISON DE M. BRUNO CARON.

M. Bruno Caron, chirurgien major dans l'armée ottomane, ancien inspecteur de santé en Bulgarie et en Syrie, était médecin à Marseille lors de la seconde invasion du choléra dans cette ville en 1837. Tout entier au soin de sa clientèle et de son service à l'hôpital, il fut un jour atteint lui-même par l'épidémie, et n'eut aucun doute sur les symptômes qu'il éprouva. Il était minuit, dit-il, il y avait une heure que je m'étais mis au lit, quand tout à coup un froid général me saisit. Ce froid fut bientôt accompagné de vomissements et d'évacuations alvines de matières blanchâtres et abondantes ainsi que de sueurs froides. Une heure après des crampes violentes se manifestent dans les extrémités thoraciques et abdominales. Voilà bien les symptômes du choléra.

J'étais seul, ma famille avait fui le fléau, aucun domestique n'avait voulu rester avec moi. Sans secours, au milieu de la nuit, accablé, autant par le mal que par la terrible certitude d'une mort prochaine, et sans autre médicament qu'un flacon d'éther sulfurique qui se trouvait fortuitement dans ma chambre, *je m'emparai de ce flacon et j'en aspirai largement les émanations.* Aussitôt ma respiration qui était gênée devint plus libre, et j'éprouvai immédiatement un sentiment d'intermission et de bien-être général. Ensuite les sueurs, qui étaient froides et fatigantes, devinrent tièdes et douces. Les fonctions de mes sens furent bientôt suspendues et je m'endormis profondément. Toutes ces heureuses améliorations s'opérèrent très promptement sous l'influence des aspirations d'éther sulfurique. Je dormis sans trouble et sans agitation pendant six heures, après lesquelles je m'éveillai, éprouvant dans tout mon corps une grande faiblesse. J'avais, à mon insu, transpiré toute la nuit. Ce jour et les jours suivants j'eus quelques évacuations alvines de matières noirâtres. Les forces me revinrent peu à peu. Je me trouvai complétement guéri.

ETHER.

GUÉRISON DE MADEMOISELLE DE NOÉ.

Lettre de M. de Noé, publiée par la *Gazette des Hopitaux.*

Je viens de lire dans la *Presse* un article extrait de la *Gazette des hôpitaux*, sur le choléra et le traitement qu'à fait M. le docteur Caron de l'éther sulfurique sur lui-même dans cette maladie.

Je crois devoir vous faire connaître, dans l'intérêt public, un fait complétement analogue. Lorsque cette cruelle maladie fit tant de ravages à Paris, ma fille aînée en fut attaquée.

Voyant que le médecin que j'avais fait demander n'arrivait pas, et craignant que le mal ne fît de plus rapides progrès, je me décidai à le traiter selon mes idées. Je fis prendre à ma fille quelques gouttes d'éther sulfurique mélangées avec de l'eau et un peu d'eau-de-vie.

Le froid glacial qui avait gagné toutes les parties du corps cessa quelques instants après l'administration de cette potion. Une moiteur considérable s'établit et dura très longtemps lorsque ma fille fut dans son lit. Je lui fis prendre alternativement un grain de calomel et un grain d'opium d'heure en heure, pendant huit ou dix heures. Mon médecin arrivé approuva ce que j'avais fait, et la malade fut sur pied quelques jours après, parfaitement rétablie.

Comme ce fait est absolument corroboratif de l'assertion de M. le docteur Caron, il n'est pas inutile, je crois, d'en entretenir le public.

Agréez, etc.

Le Comte DE NOÉ,
pair de France.

La *Gazette du Midi* rapporte que d'autres expériences de ce genre ont également réussi.

Traitement par la méthode de M. Raspail.

ON SE GUÉRIRA DU CHOLÉRA si, dès les premiers symptômes, on redouble notre traitement préservatif (1) et si on ne l'abandonne que lorsque toutes les craintes seront dissipées. Cataplasme vermifuge sur tout le ventre, renouvelé tous les quarts d'heure, et fortes frictions à l'alcool camphré pendant tout le temps qu'on le prépare. Aloès et bouillon aux herbes aussitôt; lavement vermifuge et au tabac. Toutes les heures, quarante-cinq centigrammes de camphre avalés au moyen d'une gorgée d'eau de goudron. Eau sédative en compresses sur le crâne, autour du cou et des poignets. Lotions de la même eau sur tout le dos, et frictions incessantes du cou à l'anus avec pommade camphrée. Gargarismes fréquents à l'eau salée; quelques heures après avoir commencé ce traitement faites avaler au malade un gramme de calomel en cristaux, broyé, mais non porphyrisé, et une demi-heure après l'huile de ricin. Quand la crise est passée, bain sédatif et *alcalino-ferrugineux,* avec friction au sortir du bain. Excellente nourriture aromatisée dès que le malade se sent en appétit.

Traitements Russes.

I.

Le bain de vapeur complet, dit *bain russe,* a presque toujours réussi.

Le malade est mis dans un cabinet rempli de vapeur d'eau et hermétiquement fermé. Il est couché sur une planche, tout nu, bouillant pour ainsi dire dans cette vapeur, qui pénètre dans tout son corps par sa bouche, par ses narines, par tous ses pores, qui visite tout son être en dedans et en dehors, qui fait circuler son sang avec une

(1) Voyez le chapitre des *Préservatifs.*

extrême rapidité dans toutes ses artères et toutes ses veines, qui distend toutes ses chairs et sa peau pour ouvrir partout des issues à la transpiration. De plus, pendant qu'il est dans cet état d'évaporation générale, on le frictionne, on le brosse, on le masse vivement à grandes passes des pieds à la tête de manière à ne laisser aucune partie de la peau sans souplesse et sans distension.

Pour que le sang ne fasse pas irruption à la tête et que le malade ne soit pas suffoqué par les nuages de vapeur qui l'enveloppent, on le coiffe d'une énorme éponge d'eau fraîche, et on lui passe de temps en temps sur la figure une autre éponge également imprégnée d'eau fraîche.

Ces diverses opérations durent en tout de dix à vingt minutes. On le met ensuite dans un lit bien mollet, et on le couvre suffisamment pour que le travail de la transpiration se continue et s'achève.

On l'abreuve ensuite de thé, et la convalescence ne tarde pas à être manifeste.

II.

Un autre traitement, qui a été aussi beaucoup employé en Russie dans les localités privées d'établissements de bains, et qui a de même très souvent réussi, est le suivant:

1° Cataplasmes et application de cendres chaudes sur le creux de l'estomac et autour du corps;

2° Frictions des pieds et des mains avec un drap de laine et des brosses;

3° Lavage du corps avec de l'eau-de-vie.

On administrait en outre des potions de thé bien chaud avec quelques gouttes de forte huile de menthe, ou même des potions de l'infusion de menthe. Enfin on enveloppait le malade dans des couvertures, des fourrures et des coussins, pour provoquer la transpiration aussi vite que possible.

III.

Voici enfin le traitement signalé par le capitaine Motchulski, et dont nous avons parlé page 9.

Si le malade vomissait, on lui administrait une solution de sel culinaire dans la proportion d'une cuillerée ordinaire dans un verre d'eau froide, qu'on lui faisait boire d'un trait, et on répétait ce traitement si les vomissements ne cessaient pas après une heure. En même temps, on frictionnait tout le corps d'une infusion de piment dans de l'esprit-de-vin. On enveloppait le malade dans un drap mouillé et on frottait le corps avec ce drap, ou avec une forte brosse, jusqu'à production de la chaleur et de la transpiration. Pendant la durée de cette opération, on donnait à boire au malade du thé, de la menthe où quelque autre potion excitant la transpiration, et on appliquait des cataplasmes chauds et des sinapismes sur l'estomac; on a même employé des cendres chaudes. Aussitôt que le malade se sentait mieux on l'enveloppait dans des couvertures. Le traitement ultérieur était naturellement laissé aux ordres du médecin.

Les essais faits sur les colériques de cette année, de la cure à l'eau froide, d'après la méthode de Priesznitz, n'ont réussi sur quelques personnes que dans les premiers moments de la maladie.

La galvanisation n'a produit aucun effet sur deux malades atteints très gravement; un troisième, au contraire, galvanisé dans la seconde période de la maladie, a senti immédiatement une amélioration et s'est ensuite rétabli. On appliquait des disques galvaniques à la poitrine et à la nuque. Le moyen employé souvent avec succès par les indigènes dans l'Inde, et qui consiste à brûler les plantes des pieds avec un fer chaud, laisse à penser que l'application du courant galvanique aux mêmes endroits produirait également son effet sur les cholériques.

PRÉSERVATIFS.

M. Raspail s'exprime ainsi :

« Je n'étais pas libre au temps du choléra ; mais, dans le fond de nos prisons, nous n'avons pas soigné les autres et nous-mêmes d'après les principes de la faculté, et bien nous en a valu. J'avais auprès de moi un compagnon de captivité, homme de beaucoup d'esprit, et qui, par esprit de contradiction, se mit à se gorger d'ail, de poivre, de poireaux, d'oignons, de navets, et de tout enfin ce que la faculté défendait à cette époque. Son exemple fut suivi par bien d'autres. Mes gaillards se sont moqués impunément du choléra et de la médecine ; et, sans s'en douter, ils étaient dans le vrai. La plaisanterie n'est souvent que le sentiment intime du vrai ; mais qui ne sait pas encore dire le *pourquoi*.

« Si jamais le choléra revenait parmi nous, nous sommes en droit de le déclarer hautement, ON EN ARRÊTERAIT AUJOURD'HUI LA MARCHE, SANS BEAUCOUP DE PEINE, à la faveur de notre médication.

ON SE PRÉSERVERA du choléra par le régime camphré aloétique, par l'usage d'une nourriture forte et aromatisée à l'ail, au poivre, au gingembre, par les lotions souvent répétées à l'alcool camphré, ou à l'eau de Cologne et les longues frictions à la pommade camphrée.

près l'opinion des plus célèbres docteurs, on se préserve du choléra par les précautions suivantes :

1° *Modération* dans le travail, à table, dans tous les plaisirs, en toutes choses.

2° *Modération* même pour rompre avec les habitudes excessives que l'on peut avoir contractées, c'est à dire les abandonner graduellement.

3° *A heures toujours les mêmes* lever, coucher, repas, affaires, promenades, exercices de tous genres.

4° *Sommeil* pendant une durée totale de 7 à 8 heures, de 9 au plus.

5° *Couchez-vous,* entre dix heures et minuit; levez-vous entre 6 et 7 heures du matin.

6° *Couchez* seul, dans un lit peu mollet, sans plume.

8° *Propreté* constante du corps, des vêtements, des habitations. Cours, plombs, nettoyés chaque matin comme les appartements, mais pas de grands lavages des planchers, des carreaux. Tout, autant qu'il est possible, doit être nettoyé à sec.

8° *Vêtements* chauds en hiver, frais en été, toujours en harmonie avec la température, de manière à entretenir le corps dans un constant état de tiédeur.

9° *Température* des appartements élevée ou abaissée, de manière à entretenir cette même tiédeur.

10° *Aération, ventilation* chaque matin des appartements. des litteries, linges, étoffes, vêtements.

11° *Fuyez* toute maison fraîchement construite.

12° *Humidité,* pluie, frimats, ardeur du soleil, brusque changement de température, évités en tous cas, partout, pour tout.

Sur la question de la nourriture, les grands docteurs sont fort divisés. Toutefois ils s'accordent presque tous à repousser les *aqueux* et à admettre tous les autres aliments sains et de facile digestion.

Quelques-uns tracent positivement les règles suivantes :

1° Nourriture tonique.
2° Jamais d'eau pure.

3° Alternativement, et dans des proportions raisonnables, vin pur et vin uni à l'eau.

4° Jamais de pain trop tendre.

5° Jamais de pâtisserie.

6° Jamais de viandes faisandées.

7° Mangez sans précipitation ; que le travail de la mastication soit complet.

8° Satisfaites l'appétit ; ne l'excédez pas.

9° Assaisonnez suffisamment les mets.

Selon les docteurs Delaberge et Monneret, supprimez :

1° Toute charcuterie.

2° Poissons fumés, œufs de barbeau, œufs de brochets.

4° Prunes, raisins, abricots, pêches, fraises, melons, concombres.

4° Boissons fraîches pendant la transpiration, glaces pendant la digestion, tout émétique pendant la durée du fléau.

D'après le docteur Jules Guérin.

Surveillez particulièrement les troubles de votre estomac et de vos intestins ; ils vous avertiront 7 à 8 jours d'avance, si vous commencez à éprouver l'influence du fléau. Aux premiers signes de diarrhée légère, de malaise général, appelez le médecin sans perdre une minute.

D'après M. Bouillaud.

Toute privation et toute ribotte expose au choléra.

D'après M. Favrot et la plupart des autres médecins.

Le coït après le repas expose également au choléra.

D'après M. Piorry.

L'encombrement et l'étroitesse des logements engendrent le fléau.

———

De l'avis de tous les hommes compétents, le chlore est un des plus souverains désinfectants. De l'avis de plusieurs, l'ail, le camphre, les fumigations aromatiques, le vinaigre des *quatre voleurs* et le vinaigre *éthéré* du chimiste Grand, sont de précieux préservatifs.

Le docteur Favrot apprécie dans les termes suivants le chlore, le vinaigre des quatre voleurs et le vinaigre éthéré.

« Le chlore a surtout été mis en usage pour désinfecter en grand. Beaucoup d'expériences ont prouvé que c'était un moyen vraiment neutralisateur.

« Répandu sous plusieurs formes dans les lieux publics, dans les maisons, dans les ruisseaux, les fosses, nul doute qu'il ne puisse être fort utile.

« Dans le nombre des désinfectants anciens, un seul a conservé une grande renommée sous le nom bien connu de *vinaigre des quatre voleurs*.

« Aujourd'hui, parmi ces moyens, il en est un qui paraît devoir l'emporter sur tous les autres comme désinfectant spécial, convenable pour porter sur soi, dans le linge, les mouchoirs, etc. C'est une substance composée par M. Grand, un des plus habiles chimistes de Paris. Ce liquide contient des essences du vinaigre des quatre voleurs, des aromates et de l'éther. On sait combien ce dernier médicament a acquis d'importance depuis quelque temps par les diverses communications de guérisons arrivées dans différents points de la France. »

L'éther, en effet, n'est pas seulement un infail-
lible *curatif* contre le choléra, ainsi que le démon-
trent les guérisons obtenues par le docteur Bruno
Caron, de Marseille, le comte de Noé, pair de
France, le docteur Barcacel, de Barcelonne, et bien
d'autres, il est en outre un puissant *préservatif*,
ainsi que s'en est convaincu par deux expériences
heureuses M. Vibert, négociant français établie en
Russie.

M. Vibert s'était déjà préservé du choléra, lui,
sa famille et ses amis, à la première Invasion du
fléau, par de simples fumigations d'éther.

En ce moment, à Moscou, au centre d'un quartier ravagé par la maladie, dans sa maison située
derrière l'immense bazar (Gostiny-dvor), il brave
l'épidémie en faisant rougir au feu chaque matin
et chaque soir, une pelle sur laquelle il verse de
l'éther, qui se résout immédiatement en fumée et
purifie ses appartements. Ceux de ses voisins qui
l'imitent, et notamment sept à huit nombreuses
chambrées d'ouvriers, sont préservés comme lui,
tandis que les autres habitants du même quartier
ont été à peu près décimés.

M. Raspail n'est donc pas le seul qui puisse se
rire du choléra; chacun peut en faire autant; les
fumigations éthérées sont à la portée de tout le
monde.

Un autre *curatif*, le bain russe, a également été
employé comme *préservatif* à Moscou avec beaucoup de succès et surtout plus généralement que
les fumigations éthérées. Dès les premières mena-

ces du choléra une foule de personnes ont pris ce bain avec régularité, et il est reconnu que presque toutes ont été préservées et des atteintes du fléau et du malaise qui règne universellement dans les contrées envahies par toute espèce d'épidémie.

Les premiers médecins de Moscou pensent que si le choléra a exercé peu de ravages dans leur ville cette année, on le doit en grande partie à ces précautions hygiéniques et à quelques autres que la population à prises dès longtemps avec un empressement et un ensemble jusque là tout à fait inconnus en Russie.

Aux prescriptions qui précèdent nous joindrons celles d'un homme d'esprit, de M. Eugène Guinot. qui a su dans son feuilleton du *Siècle*, donner d'excellents avis en badinant..

Ne pas avoir peur. — Ceci est la première de toutes les conditions, et peut-être ausi la plus difficile à remplir. Avec le conseil, il faudrait pouvoir donner le courage, et voilà ce qui n'est pas à la portée de tout le monde. Cependant, à toutes les vertus il y a des degrés qu'on peut atteindre. Sans devenir très brave, on parvient par le raisonnement et par l'exercice à s'aguerrir jusqu'à un certain point et à neutraliser les effets de la peur. Songez qu'à la première invasion du choléra, les trois quarts des victimes ont succombé, non pas au fléau, mais à la frayeur que le mal leur inspirait. C'étaient, du reste, les mêmes symptômes : la pâleur, le tremblement, le trouble intérieur, le froid gla-

cial, la circulation du sang qui s'arrêtait, l'évanouisse-
ment, la mort. Braver le mal, l'affronter, le défier serait
absurde ; s'abandonner aux angoisses de la terreur, c'est
se tuer soi-même. La peur doit se circonscrire dans les li-
mites de la prudence, et ne pas aller au-delà de cette mesure protectrice et salutaire.

Bien vivre. — C'est à dire vivre confortablement. Le précepte est bon à suivre en tout temps, mais en temps de
choléra surtout c'est un principe d'hygiène dont la stricte
observation ne saurait être trop recommandée. Beaucoup
de personne se trouvèrent très mal de ne pas s'y être con-
formées lors de la première invasion. Certains médecins,
pris en défaut, ne sachant où donner de la tête ni quels
remèdes prescrire, se rejetèrent sur les deux grandes res-
sources de la médecine pratique : ils ordonnèrent la diète
et l'eau, persuadés que si cela ne pouvait pas faire de bien,
cela ne ferait pas de mal. L'ordonnance fut suivie avec le
fanatisme qu'inspire la terreur ; de sorte que nombre de
gens, qui n'avaient pas été touchés par le fléau, moururent de faim ; d'autres à qui l'on avait recommandé le thé
comme une boisson salutaire, moururent noyés. On sait
maintenant que le choléra ne s'oppose à aucune des joies
de la vie, pourvu qu'on en use avec cette modération qui
en temps ordinaire est une vertu, et qui est une sauve-
garde en temps de fléau. Mais il ne faut abuser de rien, pas
même de la sagesse ; les excès de vertu peuvent devenir
aussi nuisibles que les excès contraires. La tempérance, la
sobriété sont utiles, mais la privation et la famine sont
funestes. Le choléra permet une nourriture saine et sage-
ment abondante ; il ne se formalise par d'un bon dîner, il
autorise le perdreau truffé et le vin vieux.

Fuir les ennuyeux. — Les fuir comme la peste, avec laquelle ils ont de grandes affinités. On a vu des cas de cho-

léra pris en bâillant. Les ennuyeux sont les perfides agents de toute épidémie; les sots bien souvent sont des assassins déguisés, dont les meurtres restent impunis. C'était un homme d'un grand sens, ce duc de Brancas-Lauraguais qui se fit donner une consultation des plus célèbres médecins, déclarant que l'ennui était une maladie mortelle, et qui, armé de ce certificat, assigna à comparaître en justice, pour tentative de meurtre contre sa personne, l'homme le plus sot de la cour, le prince d'Hénin, qui, par surprise et guet-apens, s'était introduit chez lui et l'avait contraint à subir sa conversation pendant une heure. Sous sa forme plaisante, la requête renfermait une vérité profonde. Le monde est plein de faiblesse imprudente pour les sots et de coupable complaisance pour les ennuyeux; on les laisse dire, on les accepte, on les écoute, et on ne se rend pas compte des ravages qu'ils font. Les exigences sociales obligent à supporter ce tourment dans les temps de calme plat; mais lorsque les ennuyeux et les sots se compliquent d'un fléau et viennent l'aggraver, il n'y a plus de ménagements à garder avec eux; il faut les proscrire sans exception, leur fermer sa porte, leur fermer ses oreilles, et ce sera un double profit, car restant seuls, ils seront réduits à s'ennuyer eux-mêmes, et ils expieront leurs méfaits par un suicide en se donnant le choléra, qu'ils n'auront pas pu donner aux autres.

Eviter avec soin toute espèce de contrariétés. — Il est inutile d'appuyer par le raisonnement l'opportunité de cet article. Les contrariétés agissent sur le système nerveux; elles l'irritent, et le choléra s'allume à ce foyer. Il faut donc se soustraire à toute occasion de trouble, d'aigreur et de mécontentement; s'entourer de sourires et de bienveillance. Dans la vie commune, dans le mariage, chacun apportera sa part de bonne humeur et d'inaltérable sérénité. Plus de querelles intestines, plus de fronts soucieux, plus de ces chicanes puériles ni de ces sourdes hostilités qui ruinent si vite le bonheur des époux, et qui auraient ici des conséquences mortelles. La femme sera douce, le mari sera complaisant; le pouvoir se partagera par portions égales, et chacun en disposera avec une honnête liberté; toute discussion sera sévèrement interdite, et le budget sera voté sans retranchements ni suppressions, comme à le chambre des députés. En sa qualité de trésorier, le mari devra satisfaire, autant que ses moyens le lui permettront, les fantaisies de sa femme. Si elle manifeste le désir d'avoir une parure nouvelle, un cachemire, il s'empressera de les lui donner; si elle lui présente les mémoires un peu longs de sa marchande de modes ou de son bijoutier, il les paiera sur-le-champ, afin de lui épargner la contrariété que donnent toujours les visites d'un créancier.

L'épouse renoncera complétement aux exigences et aux inquisitions; il y aura échange de procédés, car de son côté l'époux sera plein de tolérance. Il fera la part du fléau, la part des circonstances, qui, selon le caractère de la femme, exigeront des distractions plus ou moins développées. Si la fantaisie le blesse, ce sera pour lui l'occasion, ou jamais, d'être philosophe. Il tolérera l'incident, pour épargner la contrariété à sa femme; et il fermera les yeux pour se l'épargner à lui-même. Au premier choléra, on a vu des exemples faits pour servir d'étude et de leçon. Une femme, — entre bien d'autres, — avait choisi, pour se distraire, la conversation intime d'un jeune homme plein de grâce, d'esprit et d'éloquence. Pendant qu'elle se défendait de son mieux contre le choléra, — mais contre le choléra seulement, — et que pour éloigner la pensée du fléau, elle se livrait aux douceurs de l'entretien, l'époux inattendu entre tout à coup; il se portait parfaitement bien en entrant, mais il pensait trouver sa femme seule, et la trouvant deux, l'étonnement s'empare de lui, l'émotion le saisit, et il tombe frappé d'une attaque foudroyante de choléra. — S'il avait été à la hauteur des circonstances, s'il eût pris les précautions indiquées par la faculté de philosophie, il vivrait encore.

Se donner le plus de distraction possible. — N'est-ce pas la conséquence naturelle du précepte qui nous signale les dangers de l'ennui et de la peur ? Il y a des gens qui se figurent que le mal ne viendra pas les attaquer s'ils se retranchent chez eux comme dans une forteresse et s'ils rompent toute communication avec le dehors. Ils s'imaginent que l'isolement et la gravité sont des moyens de défense ; il se persuadent surtout qu'il est essentiel d'avoir pour unique occupation le soin de s'observer en toute chose et de se médicamenter selon les formules indiquées par la faculté de Paris. C'est là une dangereuse erreur.

L'isolemment, la méditation, les soins perpétuels tiennent l'esprit sans cesse fixé sur l'effrayante image du fléau ; là est le péril le plus grand ; pour se dérober au choléra, il faut n'y pas songer, le perdre de vue, faire comme s'il n'existait pas ; et où trouver l'oubli, si ce n'est dans la variété des impressions et dans l'enchaînement des plaisirs faciles ? Tant que sévira le fléau, dissipez-vous, prenez l'amusement partout où vous le trouverez ; tenez votre curiosité éveillée et satisfaite sur mille objets divers pendant toutes les heures de la journée ; allez tous les soirs au concert, au bal, au spectacle. Dans ces circonstances pénibles, les salons doivent s'ouvrir plus que jamais, et les orchestres jouer leurs airs les plus joyeux. Tous les hauts fonctionnaires que l'état paie si largement devront renoncer à leurs habitudes d'économie et recevoir grand monde. Les ministres, qui se contentent ordinairement de donner une ois par semaine audience le soir et de présider un petit cercle officiel, donneront des fêtes splendides. L'administration des beaux-arts et l'administration de la critique veilleront à ce que les théâtres ne jouent que des pièces très gaies, très amusantes, et proscriront rigoureusement les œuvres dramatiques qui se font les complices du fléau par l'ennui que distillent leur prose filandreuse et leurs vers nauséabonds. Il sera bon de défendre, par mesure de salubrité publique, les tragédies classiques et les vaudevilles de l'école Ancelot et Cie. Les journaux, de leur côté, prendront à tâche de n'insérer que des nouvelles récréatives, des premiers-Paris plein de sel et des feuilletons intéressants. Sous ce rapport le *Vicomte de Bragelonne* est un excellent spécifique ; on ne saurait trop le recommander à ceux qui veulent se préserver de la peur du mal, et chasser de leur esprit une importune pensée.

NOTES INTÉRESSANTES

EXTRAITES DES DOCUMENTS OFFICIELS SUR LE CHOLÉRA
A PARIS EN 1832.

Le 26 mars 1832 quatre personnes furent attaquées du choléra, et en moururent en quelques heures ; la première était un cuisinier de M. le maréchal Lobau, qui demeurait rue Mazarine, n° 68, quartier de la Monnaie. — La seconde une petite fille âgée de dix ans, demeurant rue du Haut-Moulin, n° 1, quartier de la Cité. — La troisième, une marchande ambulante, logée rue du Jardin-Saint-Paul, n° 35, quartier de l'Arsenal. — La quatrième, un marchand d'œufs, logé rue de la Mortellerie, quartier de l'Hôtel-de-Ville. — Le lendemain, 27 mars, six autres individus furent attaqués et transportés à l'Hôtel-Dieu. — Le 28, on en comptait 22 ; le 31, il y en avait déjà 300. — Sur les quarante-huit quartiers de Paris, le choléra en avait envahi trente-cinq. Seul entre tous, le troisième arrondissement fut épargné jusqu'au 1er avril ; mais, à partir de ce jour, la maladie se répandit dans toute la ville. Il était évident que les quartiers où elle causait le plus de ravage étaient ceux situés sur les bords de la Seine, tels que les quartiers de l'Hôtel-de-Ville, de la Cité, des Invalides, et au 2 avril, le nombre des morts allait à plus de 100 par jour. Le 3, il était de 200. Le 5, de 300. Le 9, plus de 1,200 personnes furent atteintes, sur lesquelles 314 périrent. — Dix-huit jours après l'invasion du choléra (du 26 mars au 14 avril), on comptait 12 à 13,000 malades, et 7000 morts. Le choléra était à son plus haut apogée. Le 15 avril, il entra dans une phase décroissante, les décès tombèrent de 756 à 651. — Le 30, ils n'allèrent qu'à 114, et du 17 mai au 17 juin ils ne dépassèrent pas 15 à 20 par jour.

On commençait à espérer lorsqu'à la fin de juin et dans les premiers jours de juillet, la mortalité remonta et se soutint journellement entre 30 et 45. Cela dura ainsi jusqu'au 8 juillet. Tout à coup cette limite est franchie, et le 9 juillet 71 personnes sont victimes du fléau. Ce 13 il en meurt 88. Le 14, 107. Le 15, 128. Le 16, 130. Le 18, 225.

La capitale est replongée dans la stupeur, le découragement s'empare de la population, on s'attend à des épreuves encore plus terribles que celles qu'on venait de subir, quand le 19 juillet les décès tombèrent à 130. La période de recrudescence était épuisée. Le 28 juillet il n'y avait plus que 25 à 3o morts par jour. Enfin, à partir du 8 septembre, le chiffre des décès descendit entre 10 et 20, puis entre 7 et 10, puis enfin entre o et 6. Ce ne fut qu'au 1ᵉʳ octobre qu'il fut permis de considérer le choléra comme éteint dans Paris. La durée totale du fléau, dans la capitale, a été de cent quatre-vingt-neuf jours, du 26 mars au 3o septembre.

Le choléra a immolé dans sa période d'invasion 13,901 victimes, et dans sa période de recrudescence 4,5o1. Total général 18,4o2.

Le total des décès se subdivise comme il suit :

Période d'invasion.

Mars	9o
Avril	12,753
Mai	872
1ʳᵉ quinzaine de juin	266
	13,901

Période de recrudescence.

2ᵉ quinzaine de juin	6o2
Juillet	2,573
Août	969
Septembre	357
	4,5o1
Total général	18,4o2

Ce chiffre a été considérablement multiplié par l'imagination; il est possible, en effet, que quelques cas aient échappé à la connaissance de l'autorité municipale, dont il faut cependant reconnaître la sollicitude active pendant toute la durée du fléau ; mais il est permis de croire que ces cas restés inconnus n'ont été que très peu nombreux, et ne peuvent enlever au chiffre officiel que nous venons de donner son caractère de rigoureuse authenticité.

Il n'est pas inutile de rappeler que ce fut cette même année 1832, et au moment où le choléra se relâchait de sa première rigueur que Paris eût à subir, pendant quelques jours, les terreurs de la guerre civile, restée dans notre mémoire sous le titre des journées des 5 et 6 juin, suivies d'un état de siége, qui heureusement n'eut pas les suites qu'on en pouvait redouter.

Voici, dans chacun des 48 quartiers de Paris, le point qui a été, eu égard à son chiffre de population, le plus vivement affecté. — Quartier des Champs-Elysées, le quai du Cours-la-Reine. — De la place Vendôme, le passage Cendrier. — Du Roule, la rue et le passage de Tivoli. — Des Tuileries, la rue Froidmanteau. — De la Chaussée-d'Antin, la rue Fontaine. — Du Palais-Royal, la rue des Orties. — Feydeau, la rue Dalayrac.— Du Faubourg-Montmartre, la rue Pétrelle. — Du Faubourg-Poissonnière, la rue des Magasins. — Montmartre, la rue Poissonnière. — Saint-Eustache, la rue Montorgueil.—Du Mail, la rue La Feuillade.— Saint-Honoré, la rue d'Angevilliers. — Du Louvre, la rue Perrin-Gosselin.— Des Marchés, la rue de la Vieille-Harengerie.—De la Banque, rue du Pélican.—Du Faubourg-Saint-Denis, la rue Château-Landon. — De la Porte-Saint-Martin, la rue Samson. — Bonne-Nouvelle, la rue Notre-Dame-de-Decouvrance. — Montorgueil, la rue Mondétour. — De la Porte-Saint-Denis, la rue du Petit-Hurleur.— De Saint-Martin-des-Champs, la rue Montgolfier. — Des Lombards, la rue Ogniard.— Du Faubourg-du-Temple, rue de la Rotonde..— Sainte-Avoye, la rue de la Cour-du-Maure.— Du Mont-de-Piété, la rue Sainte-Avoye. — Du Marché-Saint-Jean, la rue des Mauvais-Garçons. — Des Arcis, Pompe-Notre-Dame. — Du Marais, la rue des Minimes. — Popincourt, la rue des Rats.— Du Faubourg-Saint-Antoine, place de la Bastille. — Des Quinze-Vingts, la rue Lamée. — De l'Ile-Saint-Louis, la rue Poultier.— De l'Hôtel-de-Ville, quai de la Grève.— De la Cité, rue Glatigny. — De l'Arsenal, la rue du Jardin-Saint-Paul. — De la Monnaie, la rue d'Erfurth. — Saint-Thomas-d'Aquin, la rue de La Chaire. — Des Invalides, la rue de Grenelle Saint-Germain.— Du Faubourg-Saint-Germain, le quai d'Orsay. — Du Luxembourg, la rue Garencière. — De l'Ecole-de-Médecine, la rue de l'Hirondelle. — De la Sorbonne, la rue des Poiréés. — Du Palais-de-Justice, la rue Sainte-Anne. — Saint-Jacques, la rue Jean-Hubert. — Saint-Marcel, la barrière d'Ivry. — Du Jardin-des-Plantes, la rue de l'Épée-de-Bois.— De l'Observatoire, la rue Neuve-Sainte-Geneviève.

—

La place de la Bastille a été le point, eu égard à la population, le plus maltraité; les décès ont été dans la proportion de 400 sur 1,000, c'est à dire des 4 dixièmes de ses habitants, tandis que le quai de la Grève, qui est cependant dans le quartier qui a été le plus malheureux, n'a été frappé que dans la proportion de 244 sur 1,000. Le point le plus heureux est celui de la rue des Magasins, du Faubourg-Poissonnière, qui n'a fourni son contingent de morts que dans la proportion de 21 sur 1,000.

—

L'apparition du choléra a eu lieu presque en même temps à Paris et dans les communes rurales du département, à quarante-huit heures d'intervalle. A la campagne comme à la ville son développement, sa marche, ses périodes d'affaiblissement et de redoublement ainsi que sa durée, ont été les mêmes. Mais, à côté de cette analogie complète, voici une différence singulière, c'est que les communes rurales les plus en prise à tous les vents ont été les plus frappées, et ç'a été tout le contraire à Paris.

—

Durant le premier temps de l'épidémie, un peu plus des deux tiers des décès (67 sur 100) ont eu lieu dans les 7e, 8e, 9e, 10e, 11e et 12e arrondissements; et, durant la recrudescence, les mêmes arrondissements ont souffert dans une proportion à peu près semblable, à l'exception du 9e, qui fut alors remplacé par le 6e dans l'ordre de la mortalité.

—

Paris fut déserté, comme on le pense bien, par la plupart des personnes ayant une fortune indépendante, lorsque le choléra atteignit son plus haut période. Le nombre des chevaux de poste pris dans les journées des 5, 6 et 7 avril fut de 618, et celui des passeports augmenta de 500 par jour.

—

On se figure les ravages que devait causer un pareil fléau dans ces obscurs quartiers où (pour employer les expressions du résumé de la commission de salubrité, à laquelle nous empruntons ces documents) la saleté est si repoussante, l'air si infect. les rues si étroites et l'habitant si faible et chétif que l'on en réforme *un* sur *trois* appelés au service militaire.

———

Il ne faut pas croire du reste que le choléra sévissait toujours en raison directe des conditions d'insalubrité. Les villages de Pantin, de La Villette, des prés Saint-Gervais et de Belleville, qui entourent Montfauçon, et en reçoivent nécessairement toutes les émanations, se trouvent dans la catégorie de ceux qui ont peu souffert, 17, 18 et 19 sur 1,000 habitants.

———

Sur 87 ouvriers occupés aux fours à plâtre, autour de la voirie et des chantiers d'équarissage, un seul a succombé.

———

Sous le rapport des professions, le chiffre de 18,402 est réparti de la manière suivante : 2,073 prélevés sur les personnes de tout âge et sexe, appartenant directement ou indirectement aux professions libérales ; 1,816 aux professions commerciales ; 6,523 aux professions mécaniques ; 4,180 aux professions salariées, et 1,034 à la profession militaire ; 983 enfants sont morts dont on ne connaissait pas la profession des parents, et 1,793 personnes sont décédées dont la profession est restée inconnue.

———

Il y a eu 9 députés victimes du fléau. — 5 pairs de France. — 10 hommes de lettres. — 48 médecins. — 377 propriétaires et rentiers. — 665 couturières.

—

Parmi les personnes illustres enlevées par le choléra de 1832, on se rappelle M. Casimir-Perrier, le ministre. — M. Kesmorial, député du Finistère, mort le 29 mars. — M. Perrin, député de la Dordogne et M. Berthold, député d'Ille-et-Vilaine, morts tout deux le 18 avril. — Madame la comtesse Pajol, fille du maréchal Oudinot, femme du lieutenant-général Pajol, commandant alors la première division militaire, morte le 17 avril.

—

Le nombre des décès cholériques de 18,402 se compose de 9,170 hommes et de 9,232 femmes, proportion d'ailleurs moins égale qu'il ne semble de prime-abord, quand on sait qu'il y avait alors dans Paris, d'après le dernier recensement qui avait été fait en 1831, y compris la garnison, un excédant de 10,640 femmes sur les 785,862 âmes qui composaient alors la population.

DERNIERES NOUVELLES.

M. Dubreuil, demeurant rue de Grenelle Saint-Germain, 5o, a été atteint, le 15 novembre, par le choléra ; secouru immédiatement par le docteur Poyer, ancien chirurgien-major du 3e régiment de lanciers, et chevalier de la Légion-d'Honneur, qui lui a administré l'éther à très fortes doses, il était hors de tout danger le 18 novembre 1847.

Il est certain que plusieurs autres cas de choléra foudroyant ont éclaté ces jours derniers à Paris, et que tous, vigoureusement combattus par l'éther ont une heureuse issue.

Paris, imprimerie de Poussielgue, rue du Croissant, 12.

LETTRES de Madame de Praslin.   50 c.

MÉMOIRE de Mademoiselle Deluzy.   50 c.

LES QUINZE PP ASLIN, par *Laménaire*, bel in-8.   1 f. 25 c.

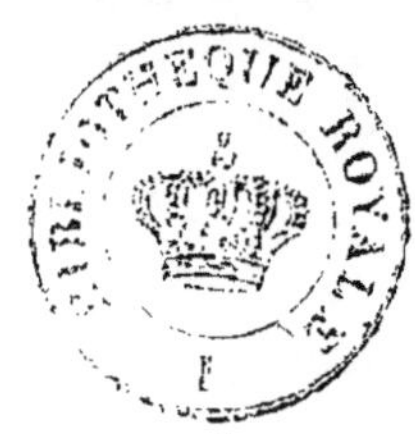